Den roterar runt hjulets axel

Kolofon

Författare: Giovanni Bosmans

Omslag: målning av Karine Lachat

Grafisk formgivning: Tante Pee visual communication

ISBN: 9798837169793

NUR: 739

Första tryckning: 2022

Nyckelord: gudsmedvetande, meditation, sexuell energi

Den roterar runt hjulets axel

Putte, juni 2022

Författare: Giovanni Bosmans

Förord

Den här boken handlar om österländska läror och traditioner såsom yoga, tantra och buddhism. I korthet förklaras hur dessa läror ser på vägen till befrielse. Dessa läror ger dig andlig kunskap, insikt och en högre intelligens.

Den orientaliska visdomen låter dig uppfylla din roll i samhället och samtidigt uppleva frihet. På så sätt blir du spontan, total, lycklig och attraktiv för andra. Din kreativitet ökar och du gör allting i ett samband. Om du fortfarande är bunden eller fäst vid samhället är du levande och ser inte vad som verkligen är viktigt. Den här boken ger dig insikten om att samhället är en illusion. Lyckan finns inom dig själv.

Den här boken bör läsas meditativt, vilket innebär att du tyst tar in och låter innehållet verka på dig medan du funderar över vad det gör med dig. Att låta innehållet påverka dig innebär att du accepterar allt utan att tänka eller döma. Du behöver inte ta något för givet, för alla har sin egen sanning; allt handlar om din erfarenhet och din sanning.

Innehåll

1. Introduktion

De österländska traditionerna och lärorna har i tusentals år behandlat frågan om hur man kan ta sig ur lidandets och återfödelsens kretslopp. De ger dig insikt och kunskap för att förstå illusionen om tillvaron.

Från det ögonblick du föds deltar du i samhället, och bindnings- och förväntningsmönstret börjar. Det kommer att bli tydligt för dig att detta är källan till lidande.

I den här boken förklarar jag var du kan hitta tystnad och vila och hur du kan ta dig dit. För detta erbjuder jag meditationstekniker som hjälper dig att komma till din kärna, till hjulets axel.

Kroppen är ditt fordon och så länge du lever kan du använda den för att växa. Sexualiteten är en mycket viktig del av din väg till enhet och frigörelse. Människan är i grunden en andlig och sexuell varelse som vill växa.

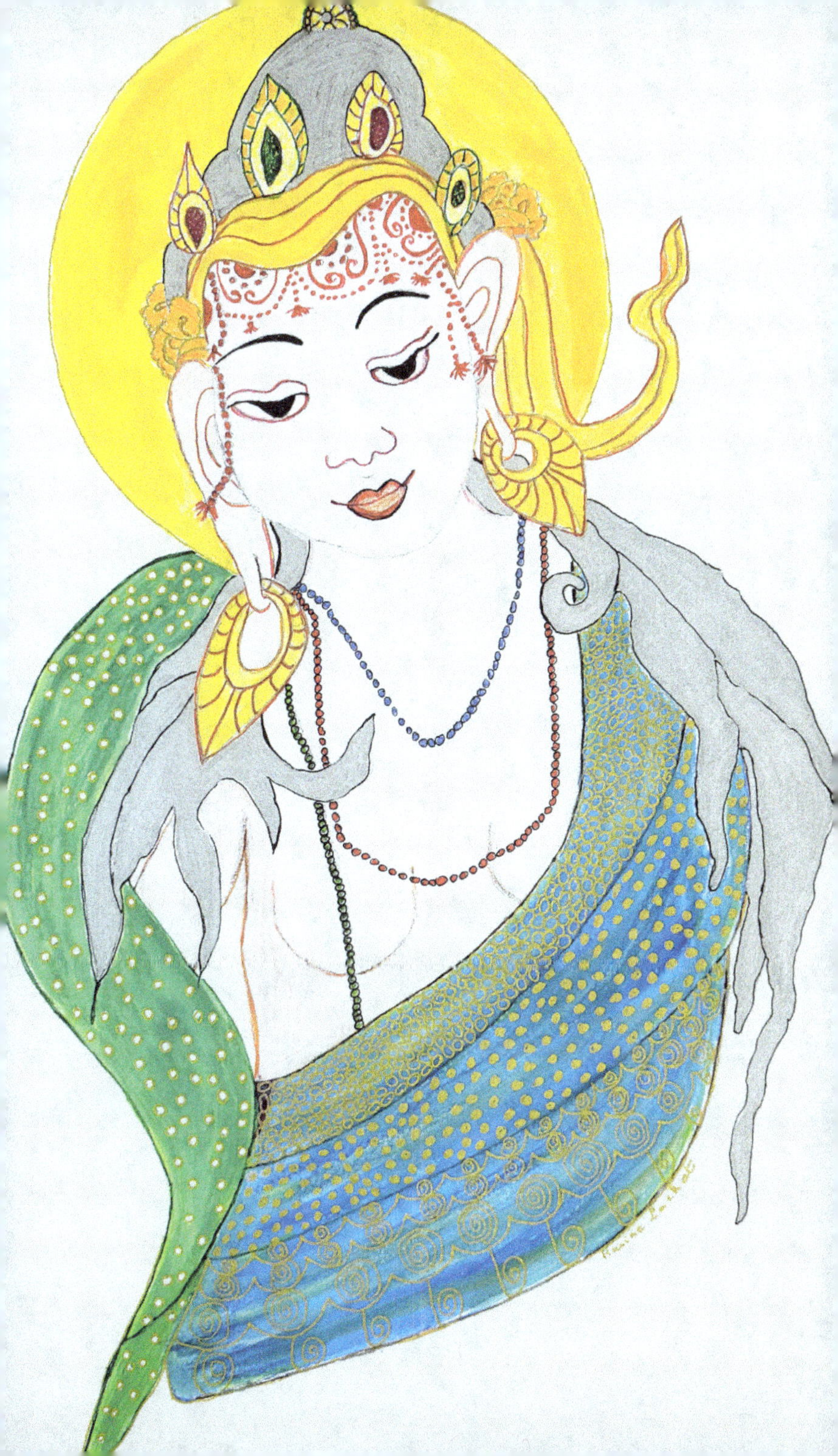

2. Hjulet

Jag jämför samhället med ett snurrande hjul som alltid är i rörelse. Vi lever i ett hektiskt samhälle och upplever sällan riktig lugn och ro. Samhället omfattar många regler, det är inriktat på konsumtion och det är prestationsorienterat.

Samhället omfattar allt som är i ständig förändring och därmed allt som inte är permanent. Detta gäller inte bara dig och andra människor, utan även stora samhällsorganisationer eller institutioner, till exempel utbildning, politik och ekonomi.

Allt är föränderligt. Inte bara din kropp utan även dina tankar, känslor och erfarenheter är i ständig förändring. Du, och likaså andra människor, förändras ständigt: du kommer därmed aldrig att träffa samma person vid nästa möte. Situationen förändras också varje sekund, och alla dina känslor och tankar beror på den aktuella situationen.

Organisationer och institutioner som banker, regeringar och läkemedelsindustrin har ett mycket starkt inflytande på dig. Dessa organisationer och institutioner har dock intressen som vinstmaximering, makt och politik och försöker hålla en så stark styrning och kontroll över människor som möjligt.

Även din direkta omgivning, dina vänner, din familj och din partner har inflytande på dig. Detta inflytande kan vara styrande och kontrollerande, och är i så fall ett hinder på din väg till befrielse. Hjulet kommer aldrig att göra dig permanent lycklig. Du kommer att uppleva stunder av lycka och spänning, men dessa når aldrig djupt, för du vet att det är tillfälligt. Du vet att du i ditt liv kommer att behöva hantera sjukdom och död. Man lever mest för att överleva och känner att livet i sig är meningslöst.

Ditt sinne och ego formas av hjulet. Var och när du är född och uppvuxen spelar stor roll för hur du tänker och agerar. Ditt sinne och ditt ego tänker, dömer, projicerar och pratar hela tiden och ser allting på sitt eget sätt. Detta beror på uppfostran, konditionering, kultur och andra yttre influenser.

Ingen ser samhället på samma sätt som du. Orden kommer från sinnet och har alltid ett förhållande till hjulet. Ord innebär alltid dualitet, annars kan de inte existera. Ord skiljer. Det är bara i enhet som du är bortom dualitet och uppdelning.

Filosofin och vetenskapen har också sitt ursprung i hjulet. De kommer från tänkandet. Man kan filosofera om allt och undersöka allt. Ingenting är säkert och allt kan förändras. Förr trodde man exempelvis att jorden var platt, nu tror man att den är rund. Filosofi och vetenskap hjälper dig därmed inte på vägen till befrielse.

Alla religioner har föreskrifter. Om de påtvingas och om det finns krav på att de ska följas leder det till oro och inre förvirring. Beroende på situationen kan det hända att du gör saker som inte följer reglerna, vilket är vanligt förekommande varje dag.

Detsamma gäller dualiteter som himmel och helvete och gott och ont, som skapar splittring inom dig. Resultatet är att du upplever skuld, skam, sorg, smärta och rädsla. Detta leder inte till enhet.

Att tala till Gud, att be, är precis som att tänka, att använda ord. En bön eller begäran innebär en önskan - orsaken till lidandet.

Gud kommer in genom tystnad, inte genom ord.

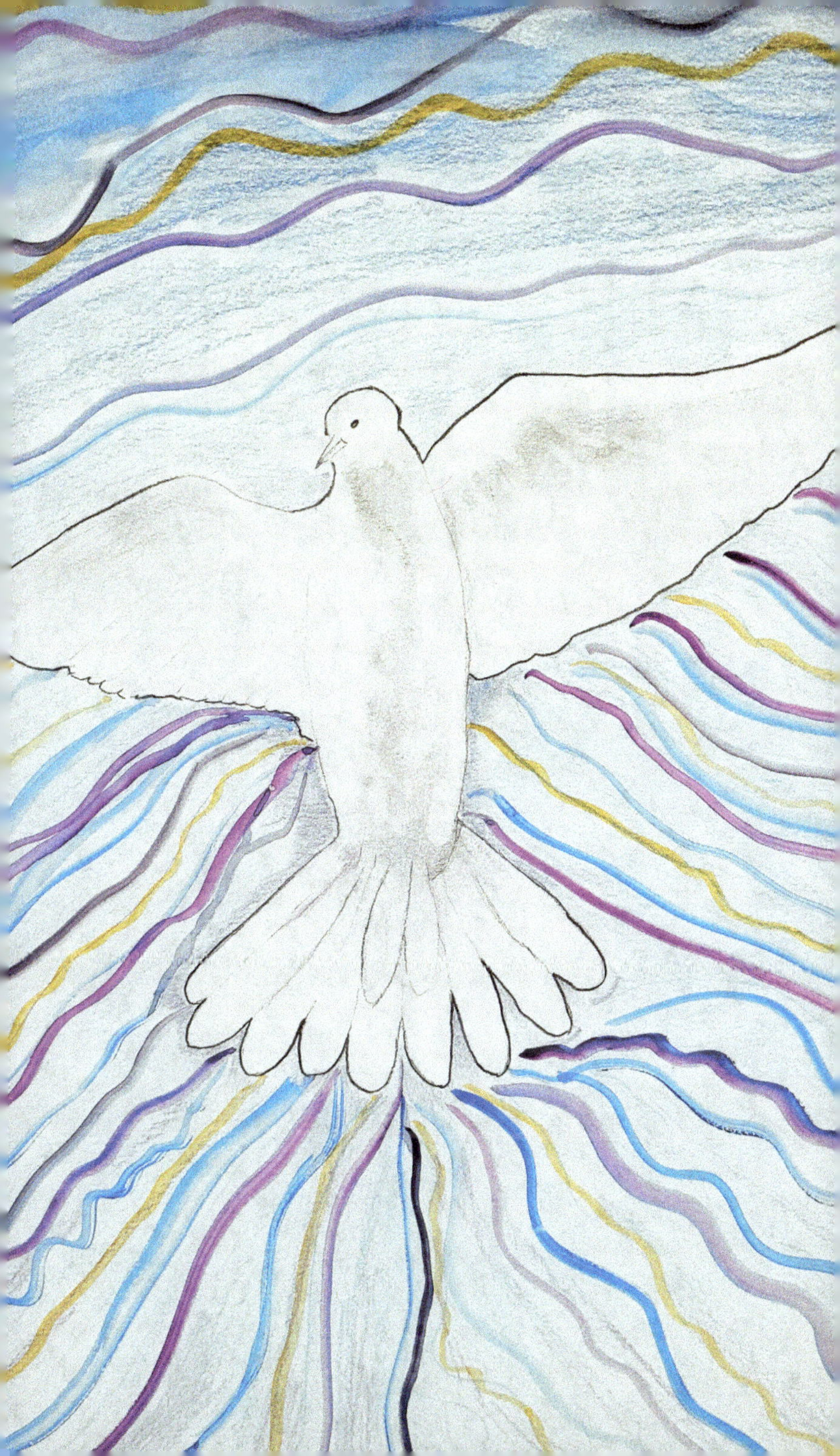

3. Axel

Samhället finns här och kommer alltid att finnas kvar, och det kan också bli en källa till lycka. Detta är möjligt om du går till hjulets axel. Hjulets axel är din kärna, din själ, din tystnad och tomheten inom dig. Det är i hjulets axel som Gud kan utföra sitt arbete.

Yoga, tantra och buddhism hjälper dig komma åt din kärna. I dess tomhet och tystnad upplever du det gudomliga och går igenom livet med glädje och frid.

I din kärna upplever du lugn, tystnad, frid och samhörighet. När du har nått detta tillstånd börjar festen. Du känner dig kopplad till allt och alla. Du ser skönhet och sensualitet i allt. Din aura förändras. Du blir attraktiv eftersom människor känner att du accepterar dig själv och att du accepterar andra som de är.

I Guds medvetande fungerar attraktionslagen. Du är tom, utan motstånd, så du är i harmoni med Guds och universums vilja. Istället för att vara någon som måste göra allting handlar det om att du bara "är". Du är engagerad på själsnivå, bortom den fysiska, mentala och emotionella nivån. Du kan dö till ditt inre rum och upplösas i det oändliga.

Genom att bli av med behovet möter du dig själv. Du söker inte längre lyckan utanför dig själv, utan inom dig själv. Detta tillstånd ger dig så småningom lugn, frid och lycka.

Du fördömer inte hjulet utan vrider det bara utan fasthållning. Sedan kan du njuta av hjulet.

Med din varelse, ditt ljus och din kärlek hjälper du andra människor utan att göra någonting. Det är bara i din kärna som du kan uppleva ett ljus och kärlek att ge. Denna kärlek är villkorslös och förväntar sig ingenting i gengäld. Om du inte är i din kärna kan du tro att du älskar någon, men det är inte verklig kärlek. Ditt sinne vill alltid ta och se din partner som en ägodel.

I din kärna njuter du av hjulet och är glad, spontan och strålande. Dina handlingar är totala och styrs inte av ditt sinne eller ego. Du är inte upprörd och stressad, utan tom och fridfull. Du accepterar dig själv och andra och du dömer inte. Andra känner av detta och kommer också att närma sig dig på olika sätt. Du börjar också göra osjälviska saker för andra utan att förvänta dig något i gengäld.

Människan är en andlig varelse och i sin kärna är hon kopplad till allt och alla. I din kärna får du därmed en djupare kontakt med dig själv, med andra och med Gud. Du känner att Gud har en plan för dig och du överlämnar dig till den. Du har din egen energi, ditt eget medvetande och din egen själ.

Denna energi, medvetande och själ är kopplade till varandra och alla andra, så ni kan kommunicera med varandra på alla nivåer. Denna energi, medvetande och själ är också kopplade till den universella energin, det universella medvetandet och Supersjälen. Supersjälen finns i din kärna, i hjärtat, i varje levande varelses själ. I din kärna känner du enhet med din partner och med Gud.

För att uppleva fusion och enhet spelar sexualiteten en mycket viktig roll. Vi har skapats genom sexualitet. Genom sammansmältningen av den manliga och kvinnliga energin upplever du därför enhet.

Från sexualitet övergår man till kärlek och från kärlek till meditation, eller tanklöst medvetande, så att man når fram till enhet.

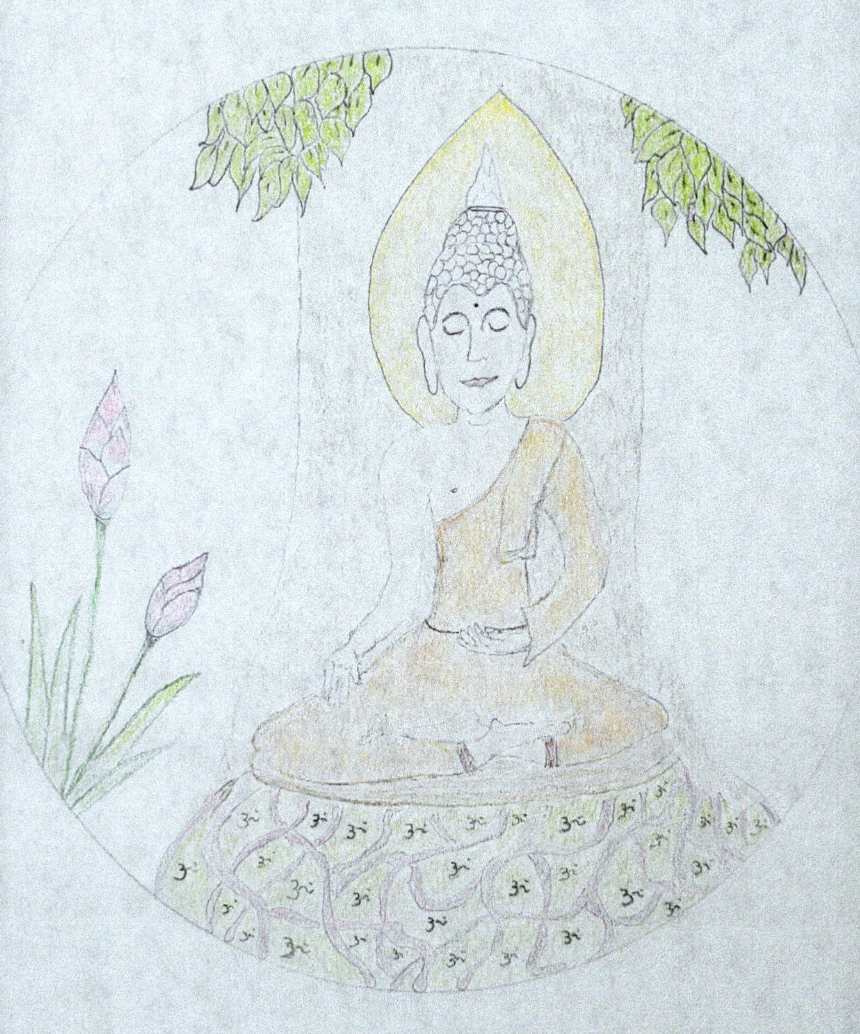

4. Bhaktiyoga

Bhaktiyoga kommer från Bhagavad Gita, en sammanfattning av vedisk visdom, och innehåller kärnan i Indiens gamla andliga visdom.

Bhakti betyder kärlek och hängivenhet till Gud. Kärlek till Gud, till människan, till dig själv. Gud är kärlek och kärlek är Gud. Den allomfattande guden, Hare Krishna, är central i Bhagavad Gita.

Arjuna, en vagnsägare, samtalar med Gud, Hare Krishna och under samtalet avslöjar Arjuna sina önskningar och förväntningar. Hare Krishna berättar för Arjuna att hans böner och önskemål är hjulet inom honom som talar.

Hjulet är en illusion. Du är inte din kropp, dina tankar och känslor. Du blir inte sjuk och dör, utan det är din kropp som blir sjuk och går under. Det som är permanent är din själ, din kärna. Det är din själ som är kopplad till Supersjälen, Gud.

Genom tystnaden kommer Gud in och gör sitt arbete. Eftersom Gud är orsaken till alla orsaker accepterar du allt som händer, även på slagfältet. Du upplever inte längre någon inre kamp eller kamp med hjulet, eftersom du litar på Gud. Guds vilja är lag. När vi talar om "acceptans" betyder det inte att du säger "ja" till allt.

Acceptans innebär att du accepterar konsekvenserna av det som händer, oavsett vad som händer.Du måste lita på Gud och överlämna dig till Gud för att bli befriad.Du har ett tanklöst medvetande och alla dina handlingar sker genom Gud.

Du har överlämnat dig till Gud och du litar på Gud. Alla dina handlingar och beslut är inspirerade av Gud. När något ges till dig från ovan kommer det in omedelbart, utan att du vet varför. Det är ett direkt vetande och du accepterar det automatiskt och agerar därefter, oavsett vilka konsekvenserna blir. Du är inte ansvarig för någon eller något och du agerar utifrån Guds medvetande.

Hjulet inom dig driver dig till handling. Detta sker genom konditionering, önskan och prestationstryck. Dessa handlingar genomför du för att uppnå mål, genom vanor och så vidare. Du måste göra saker och ting för att ditt sinne och ditt ego ska bli nöjda. Detta sker genom tankar, känslor, erfarenheter, vanor eller intuition. Detta är aldrig spontant och totalt.Ditt sinne vill vara seriöst och ansvarsfullt och vill ta in så mycket som möjligt av världen.

Men aktiviteter hjälper dig inte på din väg till befrielse. För att släppa in Gud måste du vara avslappnad: lös, öppen, naturlig och passiv. Om du känner att så inte är fallet, inse att hjulet finns i dig. Hjulet, med andra ord samhället, kommer inte att tillåta dig att vara avslappnad. I ett avslappnat tillstånd gör du bara saker som en högre makt har beordrat dig att göra. Detta tillstånd ger dig utrymme och lugn.

Den universella energin, det universella medvetandet och översjälen är Gud. Denna energi, detta medvetande, denna själ är kopplad till allt och alla. För att stärka ditt gudsmedvetande kan du läsa Bhagavad Gita och upprepa mantrat "Hare Krishna". Ett mantra är ett upprepat budskap, en helig besvärjelse.

Hare Krishna, Hare Krishna,

Krishna Krishna, Hare Hare

Hare Rama, Hare Rama

Rama Rama, Hare Hare

Ge alltid uppmärksamhet åt Gud och var medveten om de instruktioner du får. Detta kommer att stärka ditt gudsmedvetande.

Du kan meditera på Gud och använda ritualer. Det är viktigt att fokusera på Gud och inte låta sig distraheras av olika berättelser, traditioner och seder. Gå till kärnan, till Gud, och håll det enkelt. Gudsmedvetande ger en känsla av frid och lycka och en djupare förbindelse med allt och alla.Du börjar därefter också utföra osjälviska handlingar utan att förvänta dig något i gengäld.

Kärlek är förening med det gudomliga, förening med det gudomliga i din partner, andra och Gud. Genom att utveckla en ren, villkorslös kärlek till Gud upplever du enhet och blir befriad.

Hare Krishna förför dig med sin kärleksenergi att överlämna dig till Gud. Krishna, en koherde, förför med sitt andliga kärleksspel herdinnorna till att överlämna sig till Gud, den större helheten.

Den gudomliga flöjtspelaren kan väcka en stark sexuell kraft eller livskraft i dig, nämligen kundalinikraften. Kundalinikraften innebär omedelbar befrielse och sker endast genom Guds nåd.

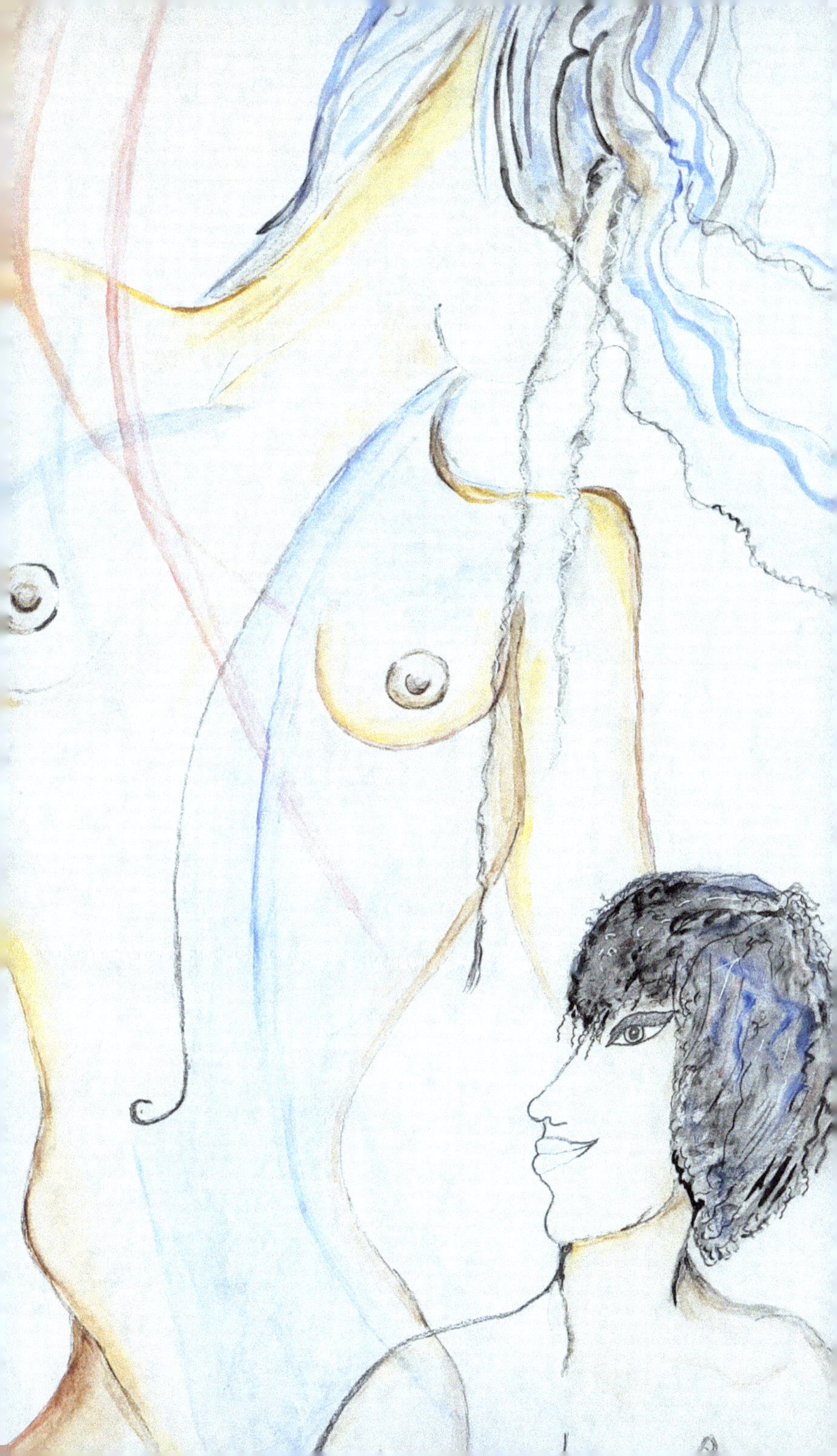

5. Rajayoga

Yoga försöker minska hjulets inflytande på dig för att du ska kunna uppnå förening med Gud från din kärna. Patanjali, en indisk forskare och filosof, utarbetade en yogaform i åtta steg under det andra århundradet före Kristus. Denna yogaform kallas också för kunglig yoga eller rajayoga och används numera i stor utsträckning inom yogapraktiken.

De två första stegen handlar om lämpliga moraliska discipliner och föreskrifter, till exempel att leva utan våld, lögner, stöld, otukt och begär. Internt har du disciplin, du är ren, nöjd och nykter, du ägnar dig åt självstudier och du överlämnar dig till ditt inre jag.

Dessa steg uppmuntrar dig att förändra ditt beteende och dina automatiska rutiner. Friktionen mot hjulet blir mindre och du kommer närmare din kärna.

De tre följande stegen är kroppsövningar, andningsövningar och meningsskapande övningar.

Dessa steg handlar om att kontrollera tankarna och sinnena. Kropp och sinne är alltså sammanlänkade. Med övningarna kan du minska och lösa upp spänningar i kroppen, vilket i sin tur påverkar ditt sinne. Genom att göra dessa övningar medvetet kommer du närmare dig själv, ditt inre rum. Du använder din kropp, andning och dina sinnen som ett instrument för medvetenhet. Man måste vara försiktig så att man inte fastnar i hjulet med yoga, till exempel genom att arbeta för en vacker kropp, vara social eller prestationsinriktad.

De tre sista stegen i den åttafaldiga yogametoden är uppmärksamhet, meditation och förening. Återigen handlar detta om medvetenhet och meditation. Yoga för dig med rätt uppmärksamhet och meditation in i tomheten. I tomheten sker föreningen med allt och alla och även med Gud. Föreningen med Gud förs dock sällan fram i yogapraktiken och Gud används inte som stöd.

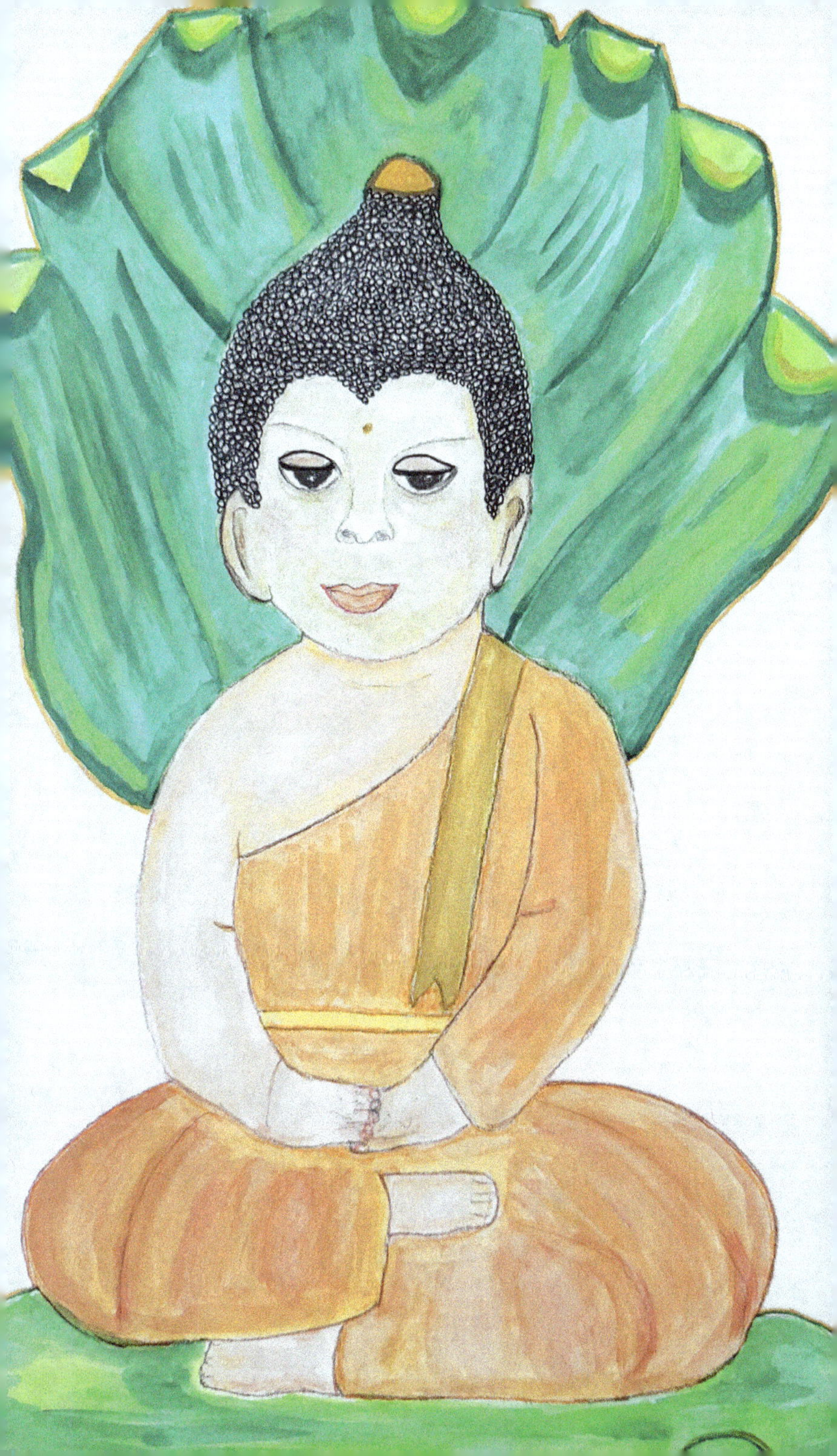

6. Buddhism

Buddhismen är Buddhas lära, som inte är inriktad på Gud utan strävar efter att frigöra sig från hjulet, det vill säga frigöra sig från materiella önskningar.

Kärnan i buddhismen är förståelsen av lidande och sättet att eliminera det.

Buddhismen bygger på följande fyra ädla sanningar:

- Livet är lidande.

- Lidande uppstår på grund av begär.

- Lidande kan elimineras.

- Lidande kan elimineras genom att följa den åttafaldiga vägen.
  Denna väg handlar om visdom, gott uppförande och meditation.

De första fem stegen i den åttafaldiga vägen är *rätt synsätt, avsikt, tal, handling* och *livsstil.*

Frågan om vad som är "rätt" leder till universella normer och värderingar.

Buddhismen, liksom andra religioner, har föreskrifter om att inte döda, att vara respektfull och att tala sanning. Viktigast är dock kärlek, medkänsla, glädje och jämnmod. Fokus ligger på medkänsla, både för dig själv och för andra. Det är alltid viktigt att vara medveten om sig själv och andra.

Buddhismen är också en icke-våldsreligion. Detta innebär inte bara att undvika fysiskt utan även psykiskt våld. Att döma är en form av psykiskt våld. Om du till exempel säger att någon dricker mycket alkohol innebär det att du dömer denne. Den andra personen känner av ditt dömande.

Om du däremot accepterar allting så som det är uppnår du enhet. Kom ihåg att dualiteter som bra och dåligt, vackert och fult har en negativ inverkan på dig.

Både du och den andra personen känner att en distinktion har uppstått och att ett val har gjorts. Du förkastar något. Du känner att något utesluts och det går emot känslan av enhet. Låt detta återspeglas i din rätta attityd, avsikt, tal, handling och livsstil.

De tre sista stegen i den åttafaldiga vägen är *rätt ansträngning, uppmärksamhet* och *koncentration*.

Det är medvetenhet och meditation som leder till befrielse. Buddhismen för dig till tomhet genom meditation. I tillståndet av tomhet och tystnad är du befriad från hjulet. I det kosmiska medvetandet har du funnit tystnaden. Du är fridfull och lycklig. Från ett tillstånd av tomhet och stillhet sker dina handlingar utan att du använder Gud som stöd.

Karma betyder aktivitet och den reaktion som följer, både positiv och negativ. Karma betyder handling, både fysisk och mental, och dessa handlingar har konsekvenser både för ditt nuvarande och för dina kommande liv.

Med karma förblir du bunden till hjulet. Du måste göra goda gärningar för att kompensera för dina dåliga gärningar. Du förblir därmed fäst vid dina gärningar och rotad i hjulet.

Så länge du inte är kopplad till det högre varandet och fortfarande är fäst vid hjulet gör du allt i okunnighet och du kan inte klandra dig själv (eller någon annan) för det eftersom du inte vet bättre.

När du har övervunnit okunskapen, hjulets illusion, är du omedelbart fri. Genom fusionen med det gudomliga spelar alla dina tidigare handlingar och din karma inte längre någon roll.

I öst tror man på reinkarnation. Detta är en själs resa från en kropp till en annan, liv efter liv. Det är en process av återfödelse, en cykel av död och födelse. När du är befriad och inte längre reinkarnerar är din karma löst.

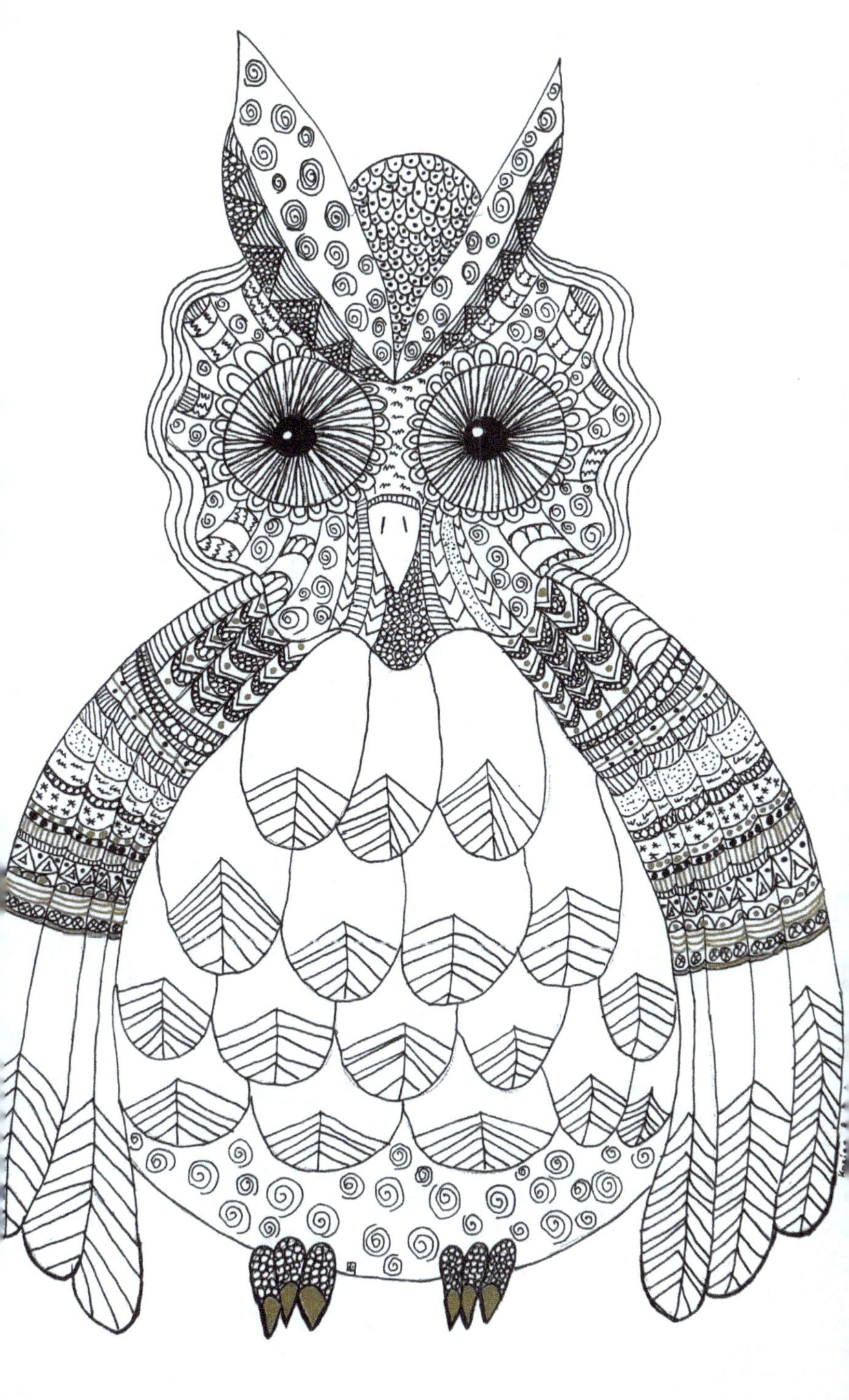

7. Tantra

Tantra kommer från den vediska traditionen och syftar till andlig expansion och frigörelse. Tantra använder meditationstekniker och arbetar med erfarenheter samt är starkt praktikorienterad.

7.1 Konfrontation

Det är viktigt att utveckla mänsklig styrka genom att konfrontera dina egna svagheter. Genom beröring och intimitet eller genom att gå in i dig själv och framkalla känslor och upplevelser konfronterar du svagheter som har uppstått genom till exempel konditionering och manipulation. Tänk på ditt mindervärdeskomplex, dina känslor av skuld och skam, din rädsla, ilska och sorg.

Du konfronterar medvetet hjulet inom dig. Genom att göra dig sårbar för din partner eller andra kommer alla möjliga saker upp till ytan. Till exempel: Är min kropp tillräckligt bra och vad tycker andra om den?

Du accepterar dig själv och det som händer och du överlämnar dig till universum. Du går in i ett tillstånd av tanklös medvetenhet och du litar på universum och låter allt komma till dig. Med "acceptera" menar jag att du helt enkelt bevittnar utan att döma. Detta är en överlåtelse till den större helheten: att möta och acceptera den.

7.2 Sexuell energi

Tantra arbetar också med att omvandla sexuell energi till andlig energi. Alla har sexuell energi, sexuella känslor och tankar. Detta är trevligt för många människor och det är lätt att hålla uppmärksamheten där. Med tanklös medvetenhet stannar du kvar vid njutningen och känslorna i din kropp och ditt sinne. Du låter dig inte lätt distraheras av jordiska saker.

Sexualiteten är därför ett utmärkt sätt att uppnå enhet. Föreningen av den manliga och kvinnliga energin leder till enhet och för dig in i din kärna.

Den sexuella energin eller livskraftsenergin finns i varje cell i din kropp. Det finns en mycket stark sexuell kraft gömd i ditt perineum, kundalini. Perineum är din bäckenbottenmuskel, ditt svanskotchakra.

Kundalini är livskraften, även kallad ormkraft, som också finns gömd i ditt perineum. Det är därför tantra använder kroppen som en väg till befrielse. Inte genom asketism och övergivande av kropp och sinne, utan genom sexuell spänning, glädje och lek. Beröring används också för att avslöja spänningar, smärta och sårbarhet.

Genom att vara närvarande i din kärna under beröring och vara nyfiken kan du göra stora framsteg när det gäller att skapa kontakt och ge näring åt själen.

Övningar med lätt intimitet kan användas för att väcka den sexuella energin. Du kan också bli upphetsad genom sexuella handlingar. Beröring kan vara spännande, lugnande och vårdande.

Du behöver inte alltid någon annan, eftersom både den manliga och kvinnliga energin finns i din kropp. Du kan sammanfoga dessa två energier och låta dem flöda genom din kropp. Med hjälp av din fantasi och meditation kan du väcka och sammanfoga energin i dig själv.

Genom kreativ fantasi om Gudinnan eller Gud kan du väcka den inre upplevelsen av enhet och Guds närvaro. Du blir mottaglig och din uppmärksamhet stannar vid objektet, till exempel din kropp, en skulptur eller en bild med sexuellt innehåll.

Genom att generera och styra den sexuella energin genom din kropp genomgår du en andlig förvandling. Du kan följa detta med din känsla, tankeenergi eller sinnets öga (tredje ögat). Andningsflödet kan hjälpa dig att göra detta. Denna energi rör sig från ditt könscentrum till din krona, där du får en upplevelse av enhet. Det handlar alltså inte om begär och njutning. Njutning och begär innebär att din energi kommer att flöda bort genom ditt könscentrum och du kommer att vara tillbaka i mitten av hjulet, utmattad och helt frånkopplad.

När din kärlek och din känslighet i hjärtat är kopplade till den sexuella energin är den sexuella energin lättare och släpps därmed också lättare in.

Du håller inte fast vid energin och släpper den inte. När du gör övningarna tillsammans med en annan person kan det finnas en lust, en önskan och ett behov av att utföra övningarna. Det är dock viktigt att båda personerna är på samma våglängd.

I det här sammanhanget betyder "på samma våglängd" att man

är lös, naturlig och medveten utan att fokusera på prestationer och njutning.

Du måste vara helt tom, det vill säga utan tankar och känslor. Om det finns några tankar noterar du de och du kommer då att märka att de försvinner.Hjulet måste vara borta från din kropp och ditt sinne; det måste finnas en renhet i kropp och själ. Först då kan du känna dig själv och din partner.

Den sexuella energins upphetsning och energins ökning i kroppen i kombination med tanklös medvetenhet hjälper dig att nå ett tillstånd av enhet. Shivas sammansmältning med Shakti, eller medvetandets sammansmältning med energi, leder till enhet och befrielse.

I ditt könscentrum, i ditt perineum, finns en mycket stark sexuell urkraft som är upprullad, detta är kundalini. När den väcks och flödar genom kroppen till kronan ger denna mycket starka kraft ett tillstånd av frigörelse.

Kundalinienergin påverkar ditt fysiska, känslomässiga, mentala och andliga liv. Kundaliniyogan arbetar med kundalinienergin. Att väcka kundalinienergin med yoga är inte självklart. Du kan också få ett kundaliniuppvaknande spontant, till exempel till följd av en händelse.

Gud är orsaken till detta, och det är genom Guds nåd som du kan uppleva detta.

7.3 Transcendens

Tantra använder tekniker som transcendens och transformation. Du bevittnar då vad som händer utanför och inuti dig. Du går in i dig själv och ser vad som händer med dina tankar, känslor och upplevelser.

Detta innebär att du inte längre tänker och dömer utan blir en åskådare. Allt detta i tanklös medvetenhet.

Du går igenom en inre process och märker att dina första tankar och känslor efter ett tag kan förändras och därefter försvinna.

Transcendens följs av transformation. Det betyder att ditt medvetande har förändrats. Hjulets medvetande inom dig har förvandlats till tomhetens medvetande, till det gudomliga.

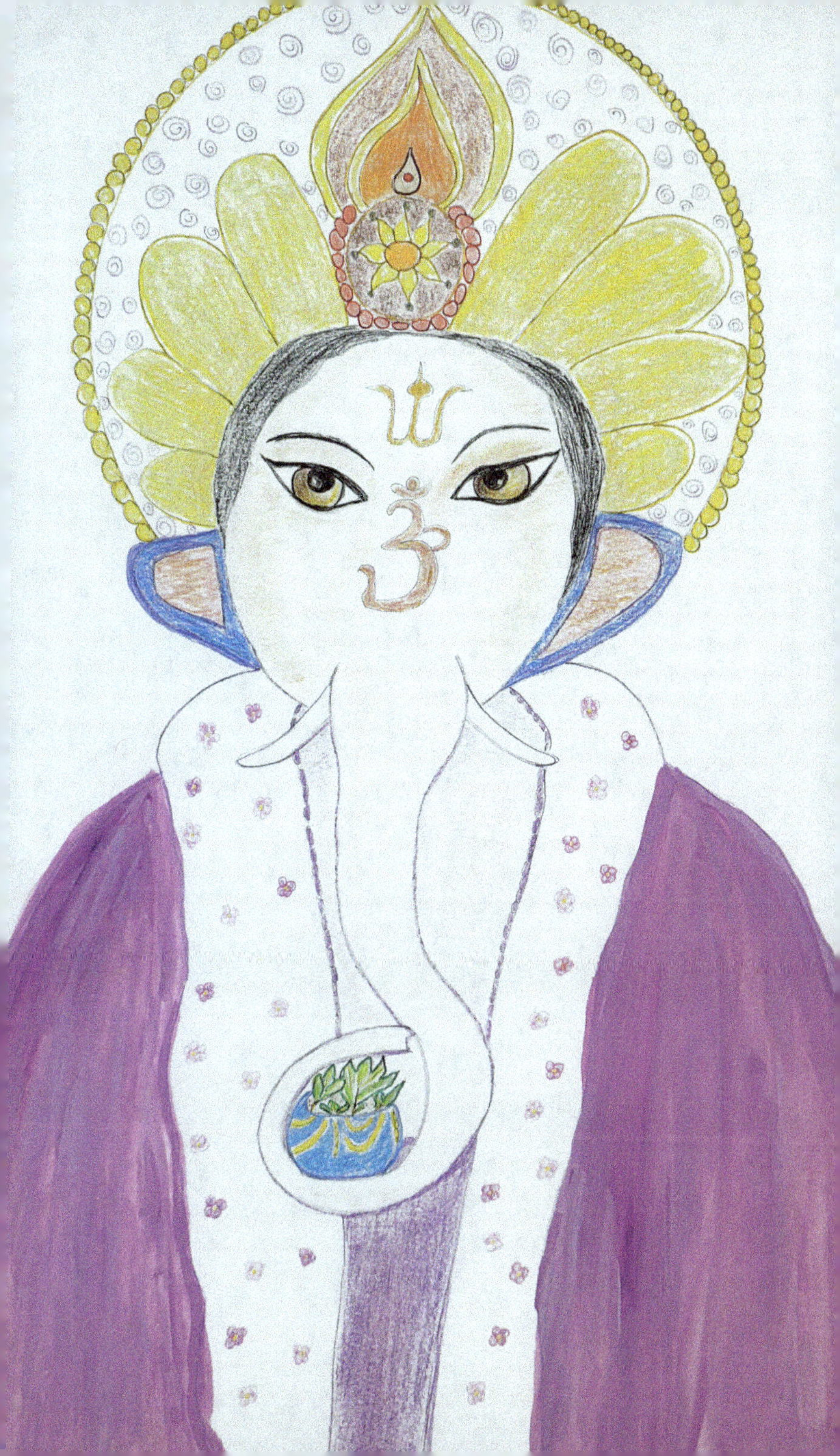

8. Meditationstekniker

I de österländska lärorna och traditionerna är det tydligt att meditation är ett sätt att nå tomhet och erkänna Gud.

8.1 Förberedelser

Det är viktigt att minska hjulets inflytande. Detta innebär att du anpassar din livsstil för att lugna ditt sinne och stilla din kropp. Sök tystnad och undvik hjulets många stimuli. Gå ut i naturen och känn energin, lugnet och tystnaden som naturen ger.

Undvik överdriven stimulans, styrning och kontroll av hjulet. Dina nära och kära, media, arbete och regeringen har ett stort inflytande på dig. Under processen kommer du att träffa rätt personer som inte bryr sig om materialism och nöjen. Se till att du följer din kost, eftersom din kropp är ditt fordon. Lägg inte för mycket vikt vid din mat och din kropp, annars är hjulet upptaget i dig.

Läs andliga texter och praktisera kroppskontroll genom yoga, där målet inte är att få en vacker och stark kropp eller att söka sociala kontakter, utan att hjälpa dig på vägen till ett tillstånd av enhet.

När du börjar meditationen är följande praktiska saker viktiga:

Ta dig tid att göra detta först och se till att du inte blir störd. Använd ett rum där temperaturen är behaglig och där du inte störs av ljud. Använd en yogamatta, kuddar, filtar eller en stol så att du kan ligga eller sitta bekvämt och stilla under en längre tid.

Du kan sitta i kors eller med utsträckta ben. Sitt alltid med rak rygg på golvet eller på en stol. Håll kroppen avslappnad och ögonen stängda.Håll tungan mot gommen och andas genom näsan.

Detta kan ta några minuter, men också flera timmar, beroende på hur väl du behärskar tekniken. Tiden är inte viktig för meditationen. Det handlar om hur djupt du kan gå och att det ska vara trevligt. Njut av din meditation.

I början kommer det att krävas viss ansträngning men senare kommer tekniken att bli en del av ditt dagliga liv. När du äter eller går är du medveten om vad du gör. Du är avslappnad, lös och naturlig. När du äter njuter du av maten. Tiden är inte viktig.

Börja med uppmärksamhetsövningar följt av koncentrationsövningar.

Du kan använda ditt sinnesöga, det vill säga ditt tredje öga, för denna teknik. Sinnesögat ligger mitt i pannan, precis ovanför punkten mellan ögonbrynen. Genom att rikta din uppmärksamhet mot ditt sinnesöga får du ett högre medvetande.

Med övningar i mindfulness lär du dig att hålla din uppmärksamhet på något, till exempel ditt hjärta, ditt tredje öga eller ditt solar plexus. Solar plexus är det tredje chakrat, navelchakrat, som står för viljestyrka.

Du lär dig att styra ditt sinne genom att rikta din uppmärksamhet mot till exempel ditt hjärta. Du kan då utveckla hjärtenergin. Genom att fokusera på ditt perineum kan du generera och stärka den sexuella energin. Genom att fokusera på navelområdet kan du stärka din inre styrka. Du kan också använda din uppmärksamhet för att följa energiflödet i din kropp.

Fokusera till exempel på en del av kroppen eller på din andning.

Efter ett tag kommer du att märka att du distraheras av tankar: din uppmärksamhet vandrar. Återgå till det du höll på med och observera utan att döma. Andas medvetet och lugnt. Du kan styra ditt andetag eller rikta det mot en plats i kroppen. Du visualiserar andningens flöde till det område där din uppmärksamhet är fokuserad.

Om du fokuserar din uppmärksamhet på något under en längre tid och mer intensivt leder det till koncentration. Om du är koncentrerad under en längre tid ökar känslan och förnimmelsen i området. Vid en viss tidpunkt slappnar hela din uppmärksamhet av och du förlorar objektet.

Slutligen uppnår du tomhet, tystnad och tanklöshet. Både ditt sinne och din kropp har fått vila.

Här är några exempel på övningar för uppmärksamhet och koncentration:

- Uppmärksamma din andning, från inandning till utandning.
- Uppmärksamma andningens vändpunkter, där inandning övergår i utandning.

- Lägg märke till pauserna, tystnaderna mellan inandning och utandning.

- Uppmärksamma ditt perineum, ditt könscentrum. Här finns en enorm kraft som kan användas till att omvandla sexuell energi till andlig frigörelse.

- Lägg märke till det område i bröstet där ditt hjärta finns. Det är här kärleken finns som hjälper dig att förvandlas.

8.3 Omvandling

Meditation är bra för obearbetade känslor och erfarenheter. Dessa obearbetade känslor och erfarenheter är blockeringar inom dig som hindrar dig från att vara helt avslappnad, lös och naturlig. Blunda och vänd uppmärksamheten inåt.

Gå med din uppmärksamhet till situationer från ditt förflutna som du fortfarande har problem med idag, eller ge uppmärksamhet till dina obearbetade känslor och erfarenheter. Dina känslor av rädsla, ilska och sorg kommer att dyka upp. Stanna kvar i den situationen eller med de känslorna så länge som möjligt.

Du är vittne till vad som händer med dina känslor, tankar och kropp. Lägg ingen vikt vid dessa och betrakta de på avstånd. Fortsätt att andas lugnt och djupt.

Du kommer att märka att dina tankar och känslor förändras och så småningom försvinner. Även ditt sinne och din kropp blir tomma och avslappnade. Du har accepterat allting och det finns inga fler splittringar inom dig.

Du rör dig då från din medvetenhet om situationen eller känslan till tomheten, till det gudomliga i dig.

8.4 Meditativ läsning

Meditativ läsning av andliga texter ger dig kunskap, insikt och högre intelligens och för dig in i det gudomliga medvetandet. Låt andliga meningar och texter verka på dig och se vad de gör med dig. Du befinner dig i tanklös medvetenhet och du är all uppmärksamhet. Läsningen kommer att förändra ditt medvetande från det vardagliga till det gudomliga.

Exempel på meditativ läsning:

Jag känner Gud i oändligheten.

Jag känner den individuella själens totala integration med den kosmiska själen.

Jag är lös och naturlig och helt avslappnad för att släppa in Gud.

"I allt jag gör känner jag Gud.

"Gud är orsaken till alla orsaker.

Jag vet att det inte finns några tillfälligheter i universum.

8.5 Fantasi

Föreställningsförmågan och fantasin kan användas för meditation. Bilder säger ofta mer än ord. Med hjälp av din fantasi kan du skapa nya erfarenheter och insikter. En guidad visualisering kan hjälpa dig med detta. Låt någon vägleda dig och ta dig med in i berättelsen.

Du kan också väcka din egen fantasi. Låt en bild av Gud eller till exempel en erotisk bild av Yab Yum verka på dig. På tibetanska betyder Yab Yum den sexuella sammanflätningen av man och kvinna och symboliserar upplösningen av dualiteten.

Du använder fantasin för att slappna av i kropp och själ. Du kan använda din fantasi för att skapa och styra sexuell energi. Sitt i en upprätt och bekväm meditationsställning. Gå inåt med slutna ögon och låt fantasin göra sitt jobb.

Följande är exempel på hur du kan resa inåt med din fantasi:

Se dig själv som en ljuskälla. Du är ansluten till ljuskällan. Din eteriska kropp utstrålar ljus utåt. I din kropp flödar ljuset från under till över.

Föreställ dig solen och känn dess värme. Solen, Hare Krishna, bränner allting. Känn hur ditt sinne och ego, det vill säga hjulet, försvinner.Du känner tomheten, oändligheten.

Du kan använda följande text som ett komplement till denna resa:

Låt solen skina på dig,

allt ljus omger dig,

bär Guds ljus och lyser.

Lägg dig på marken med slutna ögon och rör dig inte.

Slappna av och föreställ dig att du är döende.

Under tiden tar livet sin gång.

Blunda och föreställ dig mörker.

Gå in i mörkret, omfamna mörkret.

Se dina rädslor och sårbarheter i vitögat och släpp dem.

Lös upp och känn ditt inre rum.

Du är odödlig när du kan dö i ditt inre rum.

8.6 Transcendental meditation

I transcendental meditation fokuserar du din uppmärksamhet utan ansträngning, du fokuserar till exempel på ett ljud som får dig att gå in i dig själv.

Här finns ingen koncentration där din uppmärksamhet är fokuserad på en text eller ett ämne.

Lyssna på ljudet i orden. Fortsätt att vara uppmärksam på dem. Ord blir till ljud, ljud blir till känslor, känslor blir till tomhet.

Följ mantrat "AUM" och du kommer till det absoluta genom att hålla din uppmärksamhet på ljudet "AUM" från början till slut.

Gonggongen kan hjälpa dig att komma in i tomheten. Ljudet har en lugnande effekt på ditt nervsystem, din kropp, ditt sinne och har en helande effekt.

För att utöva transcendental meditation lägger du dig ner på marken i ett avslappnat tillstånd med slutna ögon. Först riktar du din uppmärksamhet mot din kropp och låter den slappna av helt och hållet.

Ditt ansikte är avslappnat och din djupa magandning är lugn. Gongens vibrationer har en stor inverkan på din kropp och ditt sinne. Varenda cell i din kropp berörs.

Din kropp och ditt sinne blir helt avslappnade. Under din inre resa kommer obearbetade känslor upp till ytan och bearbetas.

8.7 Sexuell energi

Sexuell energi kan vara ett sätt att uppnå enhet. Det är viktigt att kroppen och sinnet är avslappnade innan du gör övningarna.

Du är lös, naturlig, lekfull, spontan och passiv och därför används inga specifika ställningar, positioner eller andningstekniker.

Specifika ställningar, positioner och andningstekniker är distraherande och leder snabbt till kontroll och styrning.

Ditt sinne och din kropp är tomma och du ser vad som händer. Jag råder dig att använda meditationstekniker i förväg för att komma in i tomheten.

Nedan följer några övningar som med fördel kan utövas tillsammans med en partner:

Hitta intimitet med din partner genom beröring och väck sexuell energi. Gör detta lugnt, naturligt och med full medvetenhet. Du är inte fokuserad på något och det finns ingen vägledning eller kontroll från ditt sinne.

Förlora dig inte i upphetsning, lust, njutning och orgasm genom beröring. Undvik att uppmärksamma dina könsorgan, din lingam eller yoni; bygg inte upp spänningar i dina könsorgan.

Ge tankar, känslor och spänningar din ständiga uppmärksamhet, detta i tanklös medvetenhet. Du är medveten om dig själv och den andra. Du är öppen för alla förnimmelser och känslor. Från din kärna känner du hela din kropp och ditt sinne. Du accepterar detta och genom den ständiga oppmärksamheten märker du att ditt medvetande förändras. Kärleken till dig själv och den andra blir starkare och du går in i en tomhet där du känner enhet med din partner och Gud. Både du och den andra personen känner att ni är äkta. Inte bara i det här kärleksspelet utan i hela ditt liv. Det är först då som sann kärlek uppstår.

Förlora dig inte i rörelser och tankar. Uppmärksamheten får inte bli en kontroll och styrning från sinnet, dina tankar. Uppmärksamma den genererade energin och dess flöde i din kropp. Du kommer att märka att den sexuella energin smälter samman med kärleksenergin.

Din tankeförmåga och fantasi kan hjälpa dig att känna energin. Med hjälp av andningen kan du styra din sexuella energi från perineum till din krona. Samtidigt som du gör det, spänner du även anusmuskeln.

Känn att fusionen av medvetande och energi leder till enhet, både med din partner och med Gud.

Nedan beskrivs tekniker utan partner:
Eftersom den kvinnliga och manliga energin finns inom dig kan

du använda din egen kropp för fusionen. Övningarna är nästan desamma som med en partner.

Upphetsningen sker dock på ett annat sätt, eftersom du inte har någon kontakt med en partner.

För att väcka och styra den sexuella energin finns följande tekniker:

- Du använder din uppmärksamhet och fantasi eftersom du inte har någon fysisk kontakt.
- Känn värmen och ljuset i ditt perineum. Detta stärker den sexuella kraften inom dig.
- Anslut dig till himlen, medvetandet och anslut dig till jordens energi och låt dem smälta i ditt perineum.
- Känn vad det gör med din kropp och ditt sinne.
- Titta i tanklös medvetenhet på energigivande bilder och använd din fantasi.
- Väck den sexuella energin i dig och låt den manliga och kvinnliga energin smälta samman.

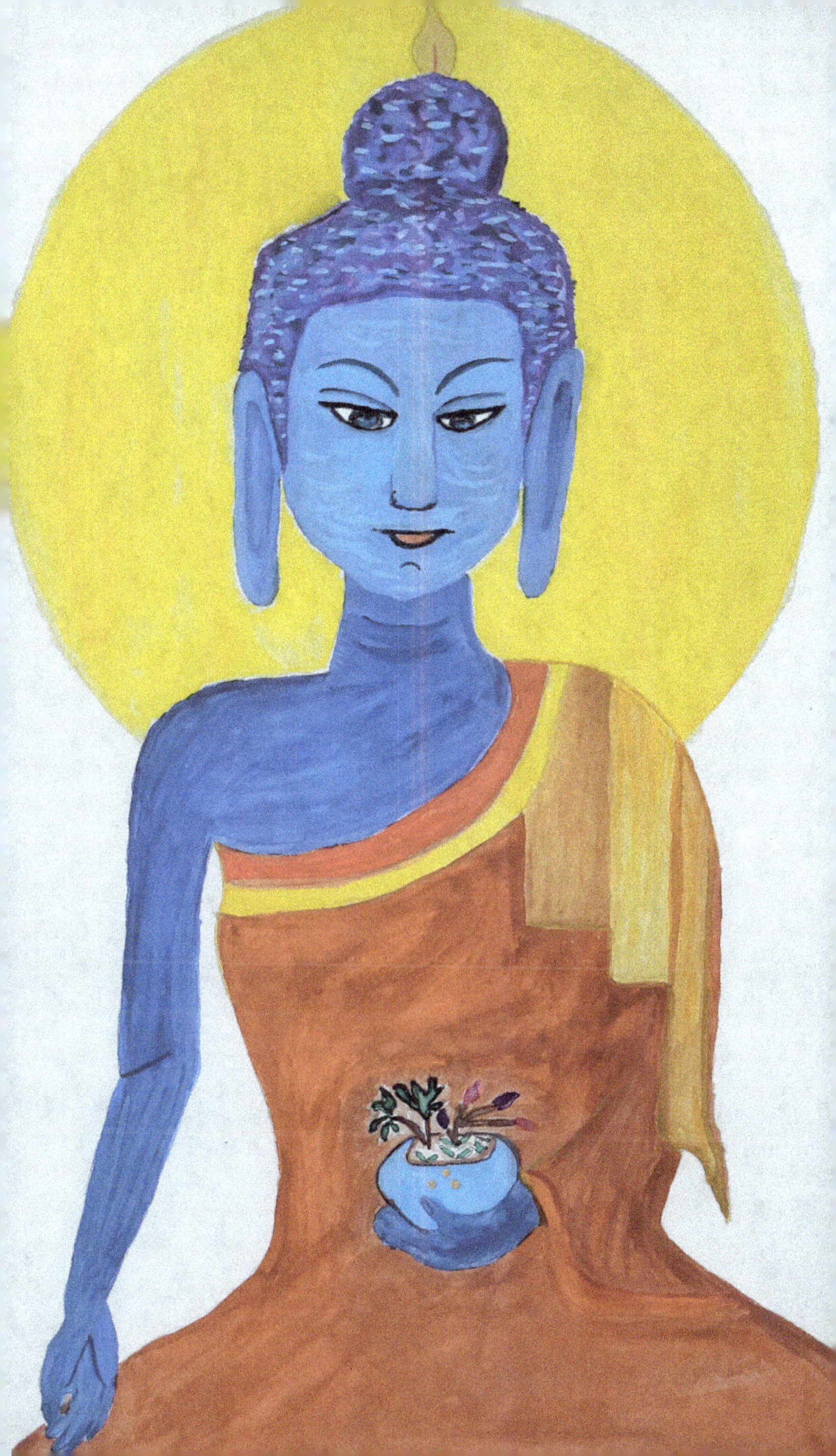

9. Konklusion

Samhället och hjulet inom dig kommer inte att göra det lätt för dig.

Med visdom, insikt, uppmärksamhet och ansträngning kommer du allt längre på vägen mot befrielse.

Genom att acceptera allt som händer och genom att vara avslappnad, lös och naturlig och leva i Guds medvetande kommer du att bli en ljusvarelse.

Lycka till och ha roligt på din väg mot frigörelse!

Hare Krishna

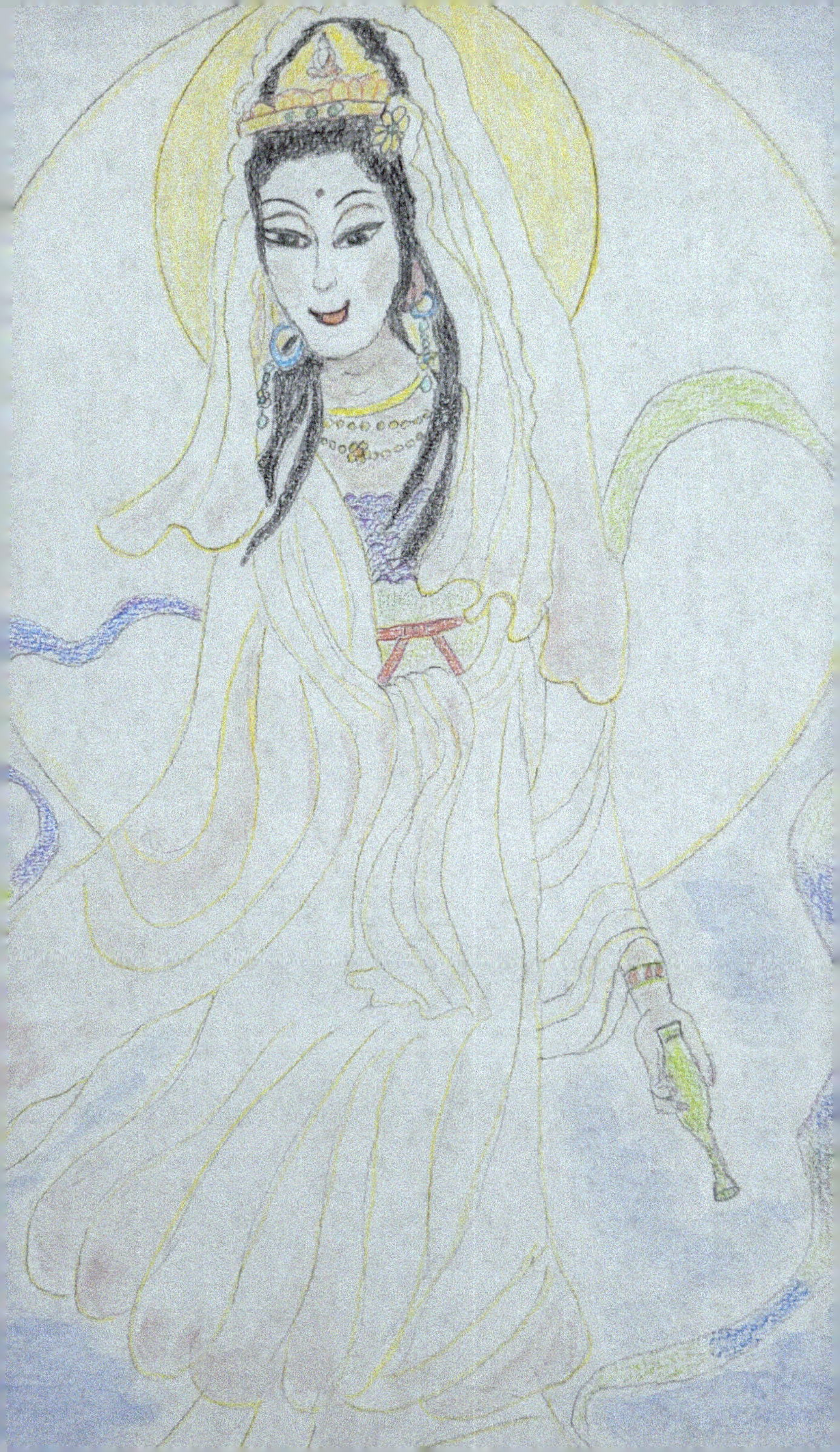

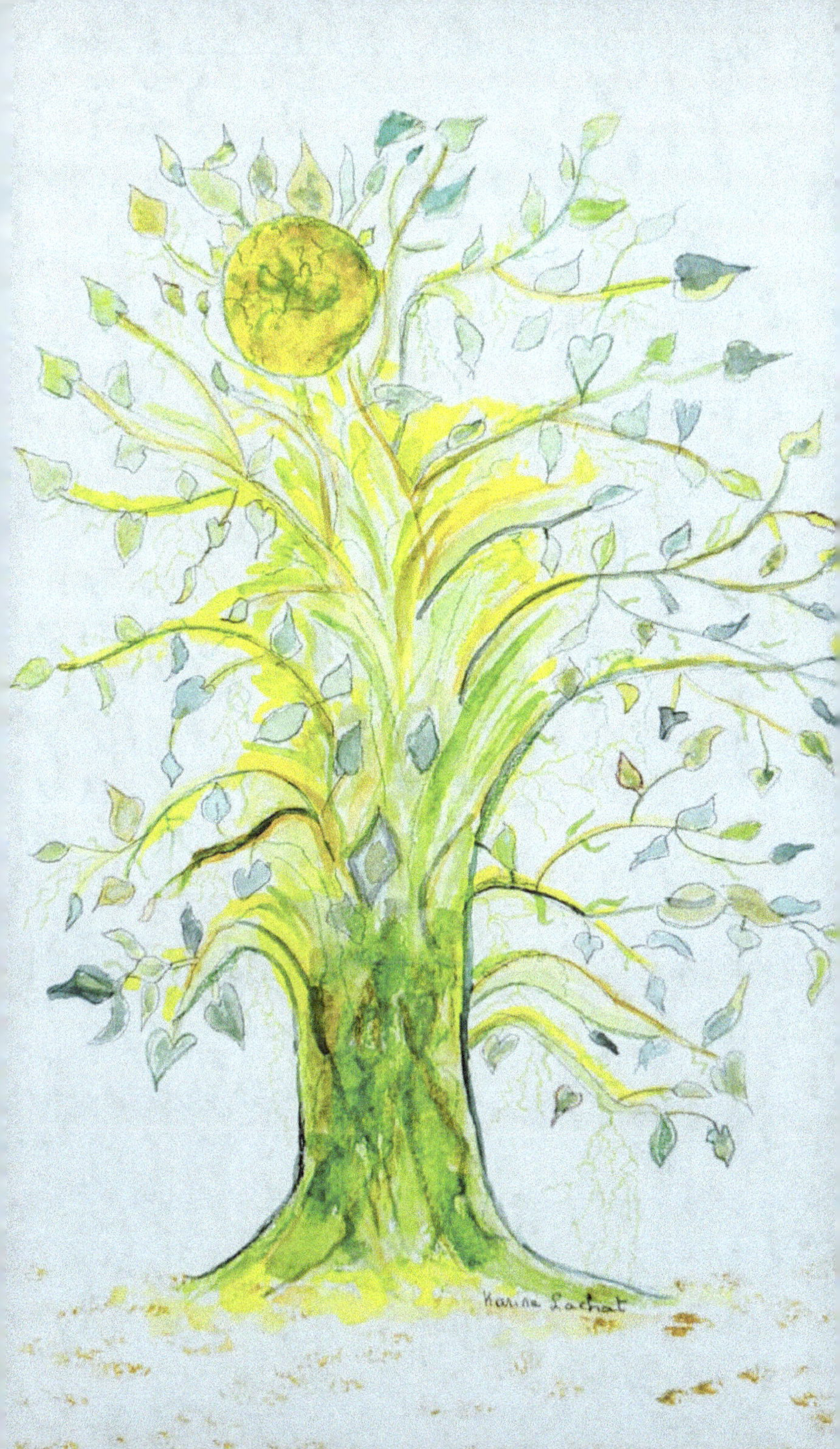

Karine Lachat

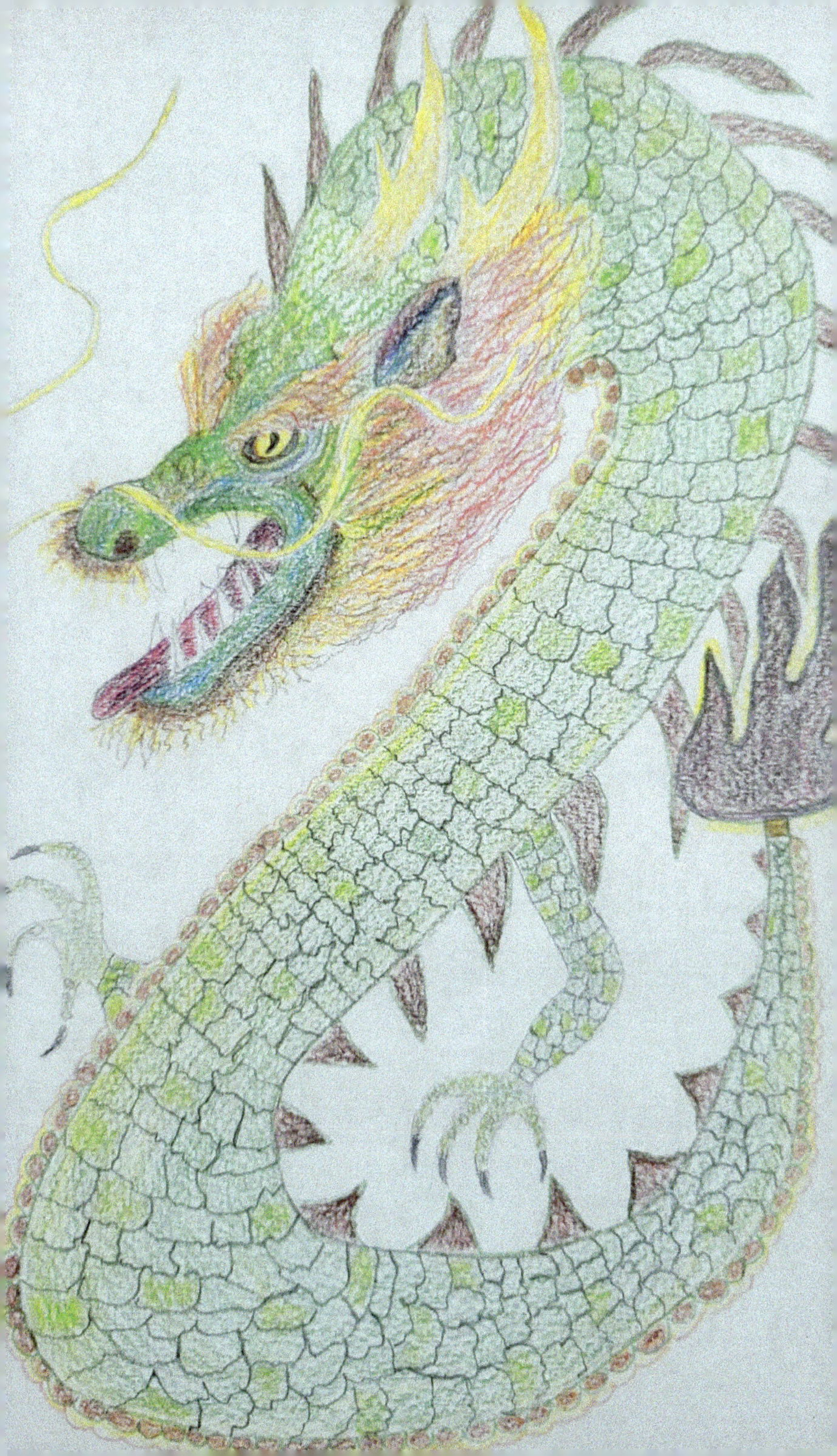